EPIZOOTIES

EN 1844.

ECLAIRCISSEMENS

CONCERNANT UNE DISCUSSION QUI N'A ÉTÉ PUBLIQUE ET QUI
N'EST DEVENUE FACHEUSE QUE PARCE QUE LE PRINCIPAL
MOTEUR, M. SÉON, AGISSAIT DANS L'OMBRE,

Par M. PLASSE,

MÉDECIN-VÉTÉRINAIRE.

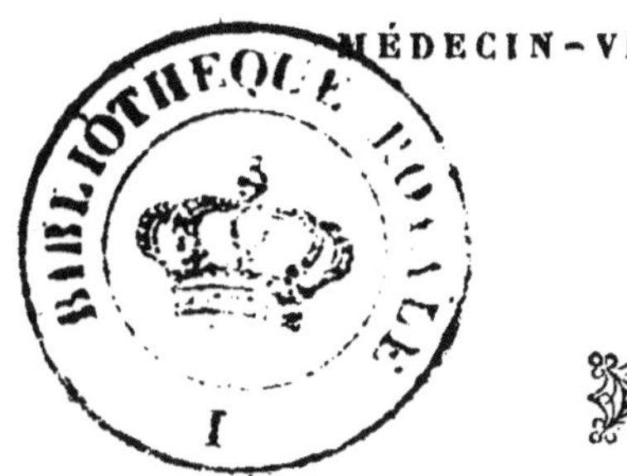

NIORT,

IMPRIMERIE DE ROBIN ET Cie, LITHOGRAPHES,

RUE SAINT-JEAN, 6.

1845.

ÉPIZOOTIES

EN 1844.

ÉCLAIRCISSEMENS

CONCERNANT UNE DISCUSSION QUI N'A ÉTÉ PUBLIQUE ET QUI N'EST DE-
VENUE FÂCHEUSE QUE PARCE QUE LE PRINCIPAL MOTEUR, M. SÉON,
AGISSAIT DANS L'OMBRE.

Fier de notre profession parce que, comme la médecine
humaine, sa sœur aînée, elle est liée à l'étude de la
nature et qu'elle complette l'éducation de l'homme, pour
qui sait la comprendre, nous avons entrepris, dès notre
premier pas dans la carrière vétérinaire, de la parcourir,
sur quelques points, au-delà des limites connues.

Convaincu que l'existence moyenne de l'homme peut,
tout au plus, suffire à l'approfondissement de l'une des
parties de notre art, nous avons, tout en nous tenant à la
hauteur de la science, donné des soins particuliers à
l'étiologie (étude des causes). Pour réussir, il fallait vivre
isolé, il fallait être assez maître de soi pour tout sacrifier
à ses travaux ; telle a été notre résolution.

Pendant vingt années consécutives, nous avons, sans
relâche, médité, observé et passé en revue, avec ordre et

pendant un temps limité , chaque cause présumée , ayant soin néanmoins de noter les incidens exceptionnels pour les renvoyer à leur tour de rôle.

Nos travaux étaient achevés, lorsque l'année 1844 nous a offert , pendant toutes les phases de la végétation des récoltes, des conditions atmosphériques , analogues à celles de 1825 et de plusieurs autres années fécondes en épizooties.

Libre désormais, en mesure de rendre des services à notre pays et à l'humanité toute entière , avant de penser à nous , nous avons voulu faire des révélations à nos confrères réunis ; nous avons voulu , pour l'honneur de notre art et dans l'intérêt public, annoncer à l'avance aux cultivateurs des épizooties pour 1844, en indiquant les moyens préservatifs.

Chose étrange ! nous avons été entravé et poursuivi par un homme public. Quoiqu'il en soit, ce que nous avons fait n'en sera pas moins utile à la société, nous osons l'espérer.

A M. AYRAULT, VÉTÉRINAIRE A NIORT.

> La critique est aisée
> Et l'art est difficile.
>
> (BOILEAU.)

Le journal , la *Revue de l'Ouest*, dans son numéro du 4 février , publie une quatrième critique , toujours sous votre signature , et dirigée encore contre nous et contre nos opinions scientifiques qu'elle cherche à dénaturer , comme les précédentes.

La première de ces productions, votre seule œuvre légitime , ne devait pas nous occuper ; elle porte dans ses flancs , contre elle-même , une censure aussi sévère que possible par les erreurs matérielles qu'elle consacre. (Voir le numéro du 25 avril 1844 du Journal de la Société d'Agriculture.)

Les trois dernières attaques, nous vous l'avouons, ont plus sérieusement éveillé notre attention, nous avons reconnu qu'une main imprudente et irréfléchie s'était emparée de votre plume et avait métamorphosé votre style. Nous y reconnaissons la touche d'un homme exercé dans l'art d'écrire. Les personnalités, complètement en relief, sont abordées avec une ironie entraînante pour le vulgaire, les détails scientifiques, fourrés de phrases techniques, sont controversés de manière à dénaturer le vrai et à insinuer l'erreur ; en général, l'auteur, guidé par un faux jugement, foule aux pieds les intérêts de la science pour chercher à nous atteindre, honteux cependant de cette manière d'attaquer un confrère et de traiter la science ; et, prévoyant le cas où le but qu'il se propose viendrait à être découvert, l'auteur de vos critiques, qui travaille toujours dans l'ombre, a eu soin de s'effacer de la scène en se posant derrière votre signature, parce qu'il sait, lui, que par esprit de conservation le public est juste et sévère pour tout ce qui est de l'intérêt général.

Vous avez déjà pensé, Monsieur, que j'ai reconnu, sous votre nom, M. Séon, chevalier de la légion d'honneur, vétérinaire principal au dépôt de remonte de Saint-Maixent, président de la Société des Vétérinaires du Poitou, auteur d'un roman sur le cheval de troupe, et d'une hygiène, dans laquelle il a rassemblé avec tant de peines des théories éparses ; en résumé, M. Séon est le premier vétérinaire de l'armée, comme l'explique très bien la quatrième critique qui nous attaque si violemment.

Comment rester de pied ferme et ne pas s'ébranler quand un tel adversaire s'efface en se couvrant de votre personne, M. Ayrault, pour dénigrer ses confrères et les déchirer à belles dents ? N'a-t-il pas fallu, d'abord, pour le combattre avec avantage, le débusquer et le démasquer, afin de l'avoir en face ?

Il fallait seulement surprendre un aveu à notre critique

occulte, et le reste devenait facile comme on le verra plus loin.

Ayant pu juger M. Séon et sa passion pour la suprématie, nous avons de suite saisi la marche que nous avions à suivre ; nous avons imaginé d'attaquer la première critique, la plus imprudente pour un président (1) , par une circulaire dans laquelle, sans nommer personne, nous avons intercalé cette phrase : *La Société ne peut pas se résumer dans un seul, quels que soient ses talens, ses vertus, etc.*

Oh ! alors M. Séon, aveuglé par une présidence qu'il croit de nouveau compromise, et oubliant toute réserve, ouvre un large bec, et, à l'instar du célèbre volatile, il nous lâche, non pas un fromage, mais une longue épître de trois pages, signée de sa main, et de laquelle nous avons extrait les passages suivans :

A M. PLASSE.

« Monsieur, après une longue absence, j'ai trouvé chez
« moi un petit imprimé signé par vous, etc.

« Je veux vous prouver que je ne me fais pas de vous un
« tableau infidèle, etc.

« Déjà, dans diverses circonstances , l'idée exagérée
« d'une supériorité de talent que personne, du reste, ne
« se soucie de vous contester, vous a fait parler et agir
« d'une manière qui a pu être nuisible à vos confrères;
« c'est ainsi que vous venez en aide aux empiriques, etc.

« Vous avez manqué à vos devoirs et aux égards que
« vous devez à vos co-sociétaires, etc.

« Voilà ce que, comme *président*, je devais vous dire ;
« car ce que j'ai le mieux appris, est d'avoir pitié des in-
« firmités de l'âme autant que de celles du corps; et si,

(1) Il s'agit d'un procès-verbal que, tout exprès, l'on a soin de soustraire à l'approbation de la Société.

« placé *à la tête d'une Société*, je dois repousser avec éner-
« gie tout ce qui peut nuire à chacun de ses membres,
« quand il s'agit de moi, j'ai moins de souci.

« Qui pourrait me porter maintenant à résumer en moi
« la Société? Quel intérêt particulier ai-je à son existence,
« à son but, si j'y ai quelque *influence*, si les vétérinaires
« du Poitou ont pour moi quelque *affection*, quelque *con-*
« *sidération,* etc., etc.

« Si je me réserve de montrer cette lettre à des confrè-
« res, si je me réserve de la faire lire en séance, etc., etc. »

Signé : SÉON,

Chevalier de la légion d'honneur.

Non content de nous adresser cette impérieuse et bru-
tale lettre, M. Séon, comme il en fait la réserve, la fait
lire en pleine séance, devant vingt vétérinaires, et par qui
encore? par vous, M. Ayrault, son zélé, son introuvable
associé.

Le reste, qui tient des mœurs du soldat russe, serait
par trop fort; le voile est suffisamment levé pour faire
connaître l'esprit qui anime ces Messieurs contre nous, et
tout l'intérêt qu'ils portent à la science (1).

Eh bien ! M. Ayrault, si vous ne pouvez plus revendi-
quer des publications où, sous votre signature, nos opinions sont dénaturées ; si, de concert avec M. Séon et pour
lui complaire, vous nous attaquez en public par des apostrophes qui sont son ouvrage, et que nous vous renvoyons
parce qu'elles ne peuvent nous atteindre, vous compren
drez que nous ne pouvons vous admettre dans ces pitoya-
bles critiques que comme un compère qui prête sa signa-

---

(1) On comprendra pourquoi j'ai donné ma démission de vice-
président, avec la résolution de ne jamais accepter aucune fonc-
tion dans la Société.

ture, dans l'espoir de recueillir le fruit des attaques dirigées contre nous.

Je dois avouer ici que j'ai longtemps hésité à formuler cette réplique, parce qu'il fallait mettre au grand jour la conduite blâmable de deux hommes qui ont mission, l'un comme président, l'autre comme secrétaire, de diriger, dans l'intérêt de l'art, la Société des Vétérinaires du Poitou.

Disons quelques mots sur les motifs qui ont engagé ces messieurs à distraire de leur juge naturel (la Société des Vétérinaires du Poitou) des questions scientifiques si importantes ; nous devons éclairer la religion du public devant lequel on les a agitées, et où l'on nous a contraint d'avoir à nous défendre et à soutenir les intérêts de la science.

Eu égard à la grande distance que les membres de la Société ont à parcourir pour se rendre à nos séances, des extrémités de trois départemens, je pensai qu'il était important de faire connaître à domicile les questions que l'on devait y traiter.

J'écrivis donc à M. le président qu'à la première séance je désirais appeler l'attention de la Société sur la pousse et la fluxion périodique des yeux, au point de vue de la jurisprudence théorique et pratique.

A la séance suivante, ai-je dit à M. Séon : Je ferai connaître une pousse passagère inconnue, qui est souvent du fait de l'acheteur, et qui a induit en erreur beaucoup de vétérinaires.

Je pourrais ensuite démontrer qu'aucune pousse ne dépend des fourrages, et faire connaître les causes vraies de la pousse qui tient à une affection du cœur, et celles qui déterminent l'emphysême des poumons.

M. Séon garda un silence qu'il ne me fut possible dexpliquer que le jour de la séance, où j'appris que personne n'avait été informé de mes propositions, et où ma lettre ne fut lue qu'à moitié : enfin on passa outre, par la raison que cette question était suffisamment connue.

S'il y a eu quelque chose de bien connu pour moi ce jour-là, ce fut l'âme de M. Séon, ce fut sa pensée toute entière ; je vis de suite à qui j'aurais affaire.

Que m'importe ! la science seule fixa mes regards ; je regrettai de voir la Société perdre la priorité dans une question si importante.

La Société des Vétérinaires de la Seine, qui ne croit pas cette question suffisamment éclaircie, vient de la prendre en considération et la discute en ce moment.

On jugera de tous les avantages que nous avions dans cette occasion, par les faits pratiques que nous avons annoncés plus haut et que nous apportions dans une question véritablement fondamentale.

Où sont vos ordres du jour alors, M. Séon, si vous refusez les nôtres ? Dans cinq séances, ils ont enfanté tout juste du scandale et une instruction sur le typhus contagieux du Nord, instruction que nous avons tous à notre portée, concernant une maladie qui est à sa fin en *Bohême*, en *Silésie*, tandis que celles qui nous dévorent seraient si importantes à traiter.

Si cette instruction n'a pas été répandue parmi le peuple, c'est que l'autorité aura senti, comme nous vous l'avons observé, comme le pensent MM. Renaud et Yvart, directeur et inspecteur des écoles vétérinaires, qu'il y aurait du danger, pour le commerce, à s'occuper d'une maladie dont la contagion est épouvantable, et que notre gouvernement surveille dans sa marche en pays étranger.

M. Séon, votre conduite à notre égard, tant en séance que dans vos écrits, n'est qu'un projet d'intimidation qui part d'un amour-propre aveugle et d'un faux jugement : vous vous êtes mal adressé, Monsieur.

Pour vous prouver ma persévérance et dans l'intérêt de

nos confrères, dont quelques-uns ont de 25 à 30 lieues à parcourir pour arriver aux séances, vous saurez que dans notre réunion du 6 mai prochain, à Niort, nous ferons connaître aux membres présens (ne voulant pas d'autres publicités pour le moment) une méthode infaillible de guérir, à peu de frais, le crapaud du pied du cheval, maladie incurable qui, dans l'état actuel de la science, nécessite des opérations profondes, de manière à ne pouvoir traiter qu'un pied à la fois et, le plus souvent, sans succès.

Par notre méthode que nous avons confiée en 1838 à nos amis MM. Leblanc, Roulier et Huguen, on peut traiter avec succès quatre pieds à la fois, sans altération aucune et sans jamais avoir à redouter le retour du mal.

Même traitement, même succès pour les eaux aux jambes du cheval et le piétin du mouton.

Nous parlerons aussi d'une opération bien connue, mais très intéressante, celle du tourni dans le taureau.

Nous désirerions connaître à l'avance les questions qui pourront être soumises par nos confrères.

Vous voyez, Monsieur, que nous comprenons parfaitement l'épigraphe que vous nous adressez :

> Le praticien consciencieux doit s'instruire de l'expérience des autres.

ce qui veut dire que le premier vétérinaire de l'armée peut s'instruire avec le dernier des vétérinaires du Poitou, *et vice versá.*

Vous me marquez par votre lettre, d'une manière menaçante, que vous avez de l'influence sur la Société des Vétérinaires du Poitou, c'est possible ; mais nous vous dirons franchement ici quel était notre avis sur votre compte le jour de la première réunion qui a eu lieu chez moi ; nous vous avons accordé les honneurs de la présidence parce qu'on vous donnait du talent : en dehors de toute clientelle, votre position ne pouvait froisser ni les intérêts, ni les petites passions de personne, et vous deviez être, au besoin, un *conciliateur disposé à étouffer toute espèce de rivalité*. Avec de la gravité et du désintéressement, vous pouvez encore jouer un beau rôle parmi nous, et rendre de grands services à la science en concourant aux succès de notre association.

J'ose espérer que vous userez de cet avis, M. Séon, et que vous ne vous exposerez plus à vous faire frapper ainsi sur les doigts.

Faites de l'opposition, Monsieur, cela se conçoit : telle est la source des progrès ; mais avec égard, mais avec de la fidélité dans les faits, et de la franchise dans la narration.

A quelle fin m'attribuer la mort des 18 animaux qui ont été foudroyés en trente-deux jours par le charbon à Saint-Florent, lorsque vous savez, comme on peut s'en assurer encore, que la mort a été trop rapide pour nous permettre de leur apporter aucun secours ?

Pourquoi prétendre que ces animaux sont morts de maladies inflammatoires, et que notre traitement était incendiaire et inapplicable ?

Pourquoi publier que les vingt-six que nous avons guéris de la même maladie et par le traitement que vous blâmez, et sans saignée aucune, n'étaient pas malades ?

Pourquoi ridiculiser et rejeter un moyen, que nous recommandons comme infaillible, de reconnaître par de simples setons, dans un troupeau douteux, ceux des animaux chez lesquels le virus charbonneux est à l'état d'incubation (1) ?

Dans l'intérêt de l'art, il fallait examiner, expérimen-

____

(1) Pourquoi nier que nous ayons découvert les causes du *charbon*, quand il est constant que nous l'avons annoncé, à l'avance, à Saint-Florent.

ter des choses aussi importantes ; pour avoir le droit de les rejeter , il ne fallait pas les dénaturer.

Pourquoi venir dire pour détruire nos assertions, *il est mort 4 à 5 bêtes* du charbon l'année dernière dans la métairie de la Roche-Palais lorsqu'il est constant que le fermier n'a eu aucunes pertes à déplorer depuis quatre années ?

Quelle conduite , Monsieur ! vous ne savez donc pas que les plus beaux titres peuvent être ébranlés par une actualité mal dirigée ? il serait superflu de suivre ici votre gigantesque attaque dans toutes ses infidélités ; nous ne combattrons que les plus notables détours.

Examinons donc ce fameux certificat signé par dix-huit vétérinaires, et que vous exhibez avec tant d'éclat ; vous fondez sur cette pièce tout votre espoir ; c'est le talisman qui doit servir de passeport à votre opposition ; mais cette arme est aussi émoussée que toutes celles dont vous avez si malheureusement fait usage dans cette lutte. Voici le terrible coup qui devait nous abattre:

On y lit : *La qualité des fourrages de 1844 était excellente , très bonne , supérieure ; la santé des bestiaux était parfaite ; ces Messieurs n'accusent aucune épizootie , aucune affection charbonneuse , et beaucoup moins de maladies que les années précéden te.*

Vous croirez sans doute au grand étonnement que nous avons éprouvé en lisant sur ce certificat les noms suivans :

1° M. Bernard , qui nous a annoncé dans notre séance du 6 février dernier qu'il régnait dans les environs de Bressuire une *maladie épizootique* avec des caractères typhoïdes très graves, que M. le sous-préfet l'avait chargé de surveiller ;

2° M. Michas , qui nous a déclaré , à la même séance, qu'il avait eu *trente-six chevaux malades* , dans le même temps, de la même maladie, et que l'on attribuait cette maladie aux fourrages ;

3º M. Texier, avec lequel nous avons été appelé, par le sieur Renaud de Rufigny, pour donner des soins à quatre jumens tombées malades le même jour, affectées du typhus qui en a fait périr deux parce qu'elles avaient été saignées par le propriétaire ;

4º MM. les *vétérinaires de la Vendée*, qui ont connaissance des nombreuses épizooties qui ont ravagé les environs de Clisson, Mortagne, Montaigu et plusieurs autres contrées.

(1) De semblables contre-sens sont incroyables ; ils ne peuvent s'expliquer, en désespoir de cause, que par l'étourdissement que notre première réplique a produit.

MM. Ardouin et Beaudin ont rendu compte d'une épizootie très grave qui a sévi dans les environs des *Herbiers*, de *Saint-Fulgent*, de *Beaurepaire*, etc. Ces Messieurs attribuent actuellement cette maladie aux fourrages de 1843.

Nous avons trop de respect pour la science, et nous connaissons trop les égards qu'on se doit entre confrères, pour venir combattre ici leurs opinions, nous renvoyons en temps et lieu des explications sur ce point.

Nous sommes assez contrariés d'avoir à soutenir en public des agressions infidèles et passionnées.

Le *Constitutionnel* nous apprend, et la correspondance d'un de nos confrères confirme, qu'il règne une épizootie dans les environs de Nancy, dont la rapidité a fait craindre un instant au typhus contagieux du nord.

M. le directeur de l'école d'Alfort nous écrit, sous la date du 30 mars dernier, pour nous demander des renseignemens sur les épizooties de notre département et de celles de la Vendée ; il nous annonce en même temps que l'on reçoit, à Paris, des nouvelles fâcheuses à cet égard, de beaucoup de départemens.

(1) De l'aveu de plusieurs signataires du certificat, on aurait observé des épizooties en 1844.

Eh bien ! Messieurs , les épizooties de 1844 sont-elles dans notre tête ? notre avertissement à l'autorité supérieure et aux communes au moment de la récolte sont-ils une imprudence , un épouvantail ?

Nous savions ne pas être cru sur parole , mais , fort de notre expérience , et la récolte de 1844 étant remarquable, nous voulions, pour nos publications , avoir des preuves à donner de la validité de nos observations , et des nombreux faits que nous avions recueillis.

Sans tenir compte des épizooties que nous avons citées dans notre réplique dernière , et que vous ne pouvez pas réfuter , nous vous en avons assez dit ici pour signaler 1844 comme une des années les plus fécondes en épizooties.

Relativement à la qualité des fourrages de 1844 , à quoi bon votre certificat ? Pourquoi des détours sous la signature de dix-huit vétérinaires recommandables ? Vous espériez donc que le public n'examinerait pas nos répliques et ne se reporterait pas à nos rapports ?

Il était inutile de faire certifier contre nous ce que nous avons publié, c'est-à-dire la bonne qualité des fourrages de 1844 ; nous étions d'accord sur ce point avec nos confrères, vous le saviez, *quant aux contrées* où les plantes avaient rencontré dans le sol assez d'humidité pour parcourir à leur aise toutes les phases de la végétation.

Avec tous les cultivateurs , avec tous les gens qui s'en occupent nous reconnaissons aux produits de 1844 un excès de qualité tel que, comme vous le savez, c'est ce qui nous a fait dire dans nos avertissemens : *soyez parcimonieux* pour les repas (1), rafraîchissez les bestiaux.

Tel n'était pas le motif de notre rapport à l'autorité et de nos avertissemens aux communes; nous apercevions

---

(1) Comme il serait rationnel de dire aux buveurs, soyez sobres cette année si vous voulez éviter l'ivresse.

autre chose de plus important que vous cherchez inutilement à étouffer.

Nous avons distingué, ne vous en déplaise, des excep-
tions parmi les fourrages de 1844, eu égard à leur com-
position, nous avons vu quelques plantes altérées à travers
les bonnes, et que vous apercevrez en nous laissant le soin
de vous les signaler ; leur quantité proportionnelle nous
a déterminé à avertir telle commune plutôt que telle autre,
contre le charbon, désirant un exemple frappant; puis
nous avons parlé en général pour toutes les contrées qui,
dans les mêmes conditions de fourrages ont subi l'action
prolongée des chaleurs excessives de cette année.

Nous ne pouvons pas entrer, dans nos rapports au
public, dans des détails scientifiques, c'est une affaire
de confiance, on doit s'en rapporter à nous et je n'ai qu'à
me louer de nos cultivateurs sous ce rapport.

Cependant un vétérinaire qui aperçoit une erreur à
raison de la signaler, on l'approuvera ; mais, avant d'en
venir à cette extrémité il doit examiner sérieusement et
ne jamais agir à la légère, autrement il s'exposerait à des
revers (1).

En cas d'erreur on a toujours bonne grâce à faire des
aveux, et nous vous conseillons en face des épizooties qui
se sont déclarées en 1844, de convenir des faits et de
votre étonnement. Dussiez-vous en être contrarié, conve-
nez désormais de l'accomplissement des prédictions d'un
mauvais prophète.

Le passé s'efface ordinairement devant les aveux même
les plus tardifs ; on sait bien que toutes les fois qu'il sur-
git quelques innovations, en médecine, les détracteurs
surgissent aussi de toutes parts contre quiconque ose
heurter leur conviction et les idées reçues; d'ailleurs, ce

(1) Si vous eussiez agi ainsi, Monsieur, la fâcheuse polémique
que vous avez soulevée, serait dans le néant.

premier mouvement né dans le cœur de l'homme a droit au respect lorsqu'il est consciencieux.

Là est votre mauvais côté ; vous allez vous croire trop compromis pour sacrifier votre amour-propre à la science, et vous allez peut-être encore essayer de combattre l'évidence.

Comme il vous plaira , Monsieur , je vous déclare ici que je n'ai plus d'encre pour répondre à vos personnalités , mais vous saurez que j'aurai toujours à ma disposition une plume d'acier *trempée dans des écuries* pour défendre la médecine vétérinaire contre les apostrophes du genre de celle qu'elle a reçu de vous.

Désaffublé, désormais, de l'épais tissu qui vous abritait, il faut vous expliquer en face de nous, **M. Séon** ; le sujet est grave et très sérieux, il ne s'agit pas de dénégations , de détours ni d'inventions, il faut montrer au public , devant lequel vous nous avez attaqué , quel est celui de nous deux qui a trahi son mandat. Je vous ai inutilement demandé, à deux fois différentes , des explications devant des tiers sur votre conduite à notre égard ; je réitère ici instamment cette demande avec la publication des résultats , et songez-y bien ! si vous refusez , je m'adresserai directement à qui de droit. Et vous, **M. Ayrault**, profitez de la leçon , et rappelez-vous bien qu'il n'est pas honorable de critiquer un confrère , dans le but seul de faire sa cour à un homme dont on brigue les faveurs